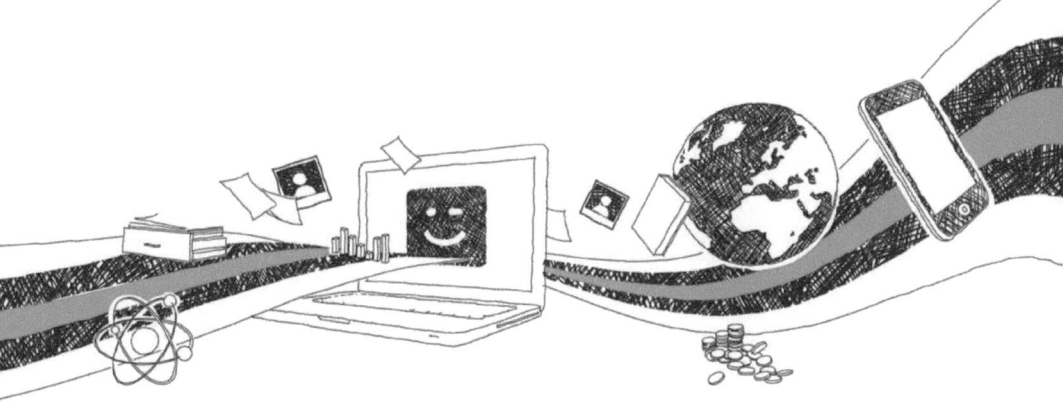

Bibliografische Information der Deutschen Nationalbibliothek:

Die Deutsche Bibliothek verzeichnet diese Publikation in der Deutschen National-
bibliografie; detaillierte bibliografische Daten sind im Internet über http://dnb.d-
nb.de/ abrufbar.

Impressum:

Copyright © 2018 GRIN Verlag
Druck und Bindung: Books on Demand GmbH, Norderstedt Germany
ISBN: 9783668639874

Dieses Buch bei GRIN:

https://www.grin.com/document/412292

Aline Leyking

Planung einer Präventionsmaßnahme zur Gesundheits- förderung nach dem individuellen Ansatz

GRIN Verlag

GRIN - Your knowledge has value

Der GRIN Verlag publiziert seit 1998 wissenschaftliche Arbeiten von Studenten, Hochschullehrern und anderen Akademikern als eBook und gedrucktes Buch. Die Verlagswebsite www.grin.com ist die ideale Plattform zur Veröffentlichung von Hausarbeiten, Abschlussarbeiten, wissenschaftlichen Aufsätzen, Dissertationen und Fachbüchern.

Besuchen Sie uns im Internet:

http://www.grin.com/

http://www.facebook.com/grincom

http://www.twitter.com/grin_com

Deutsche Hochschule für
Prävention und Gesundheitsmanagement
Hermann Neuberger Sportschule 3
66123 Saarbrücken

Hausarbeit

Name, Vorname:	Leyking, Aline
Matrikelnummer:	
Modul:	Konzepte und Strategien der individuellen Gesundheitsförderung
Studiengang:	BGM
Datum Präsenzphase:	09.10.17-11.10.17
Studienort:	Düsseldorf
Aufgabe:	Planung einer Präventionsmaßnahme nach dem individuellem Ansatz

Inhaltsverzeichnis

1 Grundlegende Informationen zurPräventionsmaßnahme

Den Menschen ein besseres Bewusstsein für die eigene Gesundheit zu vermitteln und mehr Entscheidungsfreiheit in Bezug auf die eigene Gesundheit zu ermöglichen ist der wesentliche Ansatz einer Gesundheitsförderung. (Franzkowiak, 1993, S. 15-101). Kurskonzepte können nach § 20 SGB V auch in Kooperation mit Krankenkassen angeboten werden, insofern definierte Anforderungskriterien an Konzeptinhalte, Konzeptanbieter sowie Konzeptorganisation erfüllt werden (§ 20 SGB V). Diese werden dann als Präventionskurse in den Handlungsfeldern Stressmanagement, Ernährung und Bewegungsgewohnheiten angeboten. Folgend wird ein Kurskonzept nach § 20 SGB V entwickelt.

1.1 Bezeichnung des Kursangebots

Das Kursprogramm trägt den Namen „Wirbelsäulengymnastik". Der Kunde erfährt durch den Namen unmittelbar womit sich dieser Kurs befasst und spricht durch den Nichtgebrauch von englischen Begriffen wie Back Check die ältere Generation an, die die Zielgruppe darstellt.

1.2 Handlungsfeld und Präventionsprinzip

Das Handlungsfeld bezieht sich auf die „Bewegungsgewohnheiten" und beinhaltet das Präventionsprinzip „Vorbeugung und Reduzierung spezieller gesundheitlicher Risiken durch geeignete verhaltens- und gesundheitsorientierte Bewegungsprogramme".

1.3 Bedarf

Körperliche Inaktivität ist ein großes gesundheitliches Risiko und wird mit ihren Folgen als das zentrale Gesundheitsproblem des 21 Jahrhunderts bezeichnet (Blair, 2009, S. 1-2). 80% der erwachsenen Bevölkerung erreichen nicht die Empfehlungen der World Health Organization (Empfehlung WHO: mind. 150 min/Woche moderat-intensive körperliche Aktivität) (WHO, 2010).

Laut Vuori (2001, S. 551–586) ist Bewegungsmangel einer der wesentlichen Risikofaktoren für die Entstehung von Muskel-Skelett-Erkrankungen und Rückenleiden. Körpergewebe wie Muskeln und Bänder brauchen regelmäßige Belastung, um leistungsfähig zu bleiben. Dauernder Bewegungsmangel wie langes Sitzen am Schreibtisch lässt die Strukturen des Bewegungsapparats verkümmern. Wie die folgenden Darstellungen zeigen, nehmen Muskel-Skelett Erkrankungen einen exponierten Stellenwert in den Statistiken ein.

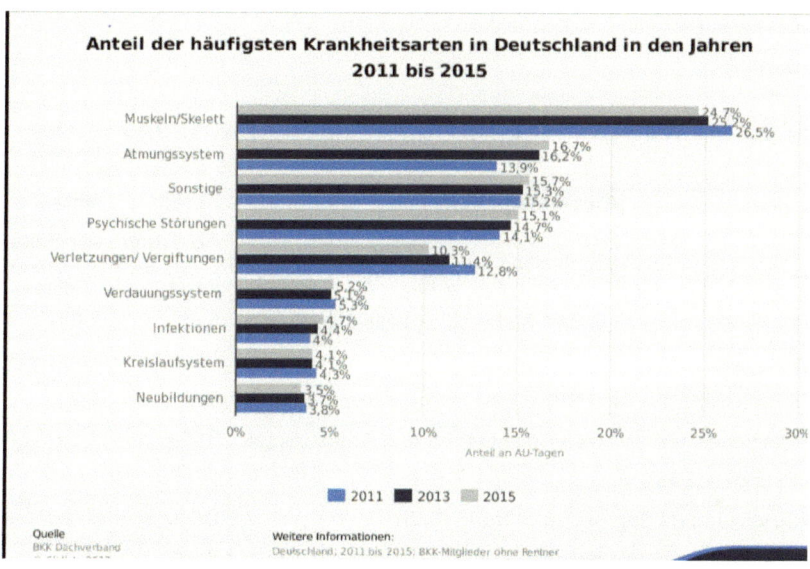

Abb. 1: Anteil der häufigsten Krankheitsarten in Deutschland in den Jahren 2011 bis 2015 (BKK, 2016, S. 45)

Die Erhebung des BKK-Dachverbands (2016, S. 45) zeigt auf, dass die Anzahl der Muskel-Skelett Erkrankungen in den Jahren 2011 bis 2015 abnahm (2011=26,5%-2015=24,7%). Über die Gründe wird kontrovers diskutiert. Ein Grund wird vermutet in der Verlagerung hin zu der psychischen Störung als Diagnose. Bei Beschäftigten die früher mit Muskel-Skelett-Erkrankungen krankgeschrieben waren, wird heute öfter eine psychische Erkrankung diagnostiziert (Badura, Ducki, Schröder, Klose & Meyer, 2016, S. 279). Trotz der Abnahme befinden sich Muskel-Skelett-Erkrankungen vier Jahre in Folge auf Platz eins der häufigsten Einzelfalldiagnosen in Deutschland. Die Folgen zeigt eine Erhebung der DAK-Gesundheit (2016). Sie ermittelt für das Jahr 2016 den

Anteil an AU-Tagen anhand der wichtigsten Einzeldiagnosen. Diese Erhebung stellte fest, dass Rückenschmerzen (M54, mehrere Lokalisationen der Wirbelsäule) bei den Einzelfalldiagnosen mit 5,6% einen großen Anteil an den Arbeitsunfähigkeitstagen in Deutschland ausmacht. Nur die akuten Infektionen der oberen Atemwege verdrängen mit einem Anteil von 6,2% Rückenschmerzen auf Platz zwei. (DAK-Gesundheit, 2016). Die daraus resultierenden Ausfallkosten für die Volkswirtschaft liegen im zweistelligen Milliardenbereich.

Die Anteile der wichtigsten Einzeldiagnosen an Arbeitsunfähigkeitstagen (AU-Tage) und -fällen (AU-Fälle) in Deutschland im Jahr 2016 werden in folgender Statistik dargestellt.

Tab. 1: Anteile der wichtigsten Einzeldiagnosen an Arbeitsunfähigkeitstagen (AU-Tage) und -fällen (AU-Fälle) in Deutschland im Jahr 2016 (DAK-Gesundheit, 2016).

Einzeldiagnosen	Anteil AU-Tage	Anteil AU-Fälle
Akute Infektionen der oberen Atemwege (J06)	6,2%	13,9
Rückenschmerzen (M54) Mehrere Lokalisationen der Wirbelsäule	5,6%	5,8%
Depressive Episode (F32)	5,6%	1,2%
Reaktionen auf schwere Belastungen und Anpassungsstörungen (F43)	3,2%	1,7%
Rezidivierende depressive Störung (F33)	2,3%	0,3%
Sonstige Bandscheibenschäden (M51) Sonstige Bandscheibenschäden Thorakale, thorakolumbale und lumbosakrale Bandscheibenschäden	2,3%	0,7%
Gastroenteritis und Kolitis (A09)	1,9%	5,6%
Schulterläsionen (M75)	1,7%	0,7%
Akute Bronchitis (J20)	1,4%	2,5%
Andere neurotische Störungen (F48)	1,5%	0,9%

Wie man in nachfolgender Darstellung erkennen kann, verursachten Rückenschmerzen in Deutschland im Jahr 2015 Krankheitskosten in Höhe von 4494 Millionen Euro (Statistisches Bundesamt , 2017).

Tab. 2: Krankheitskosten: Rückenschmerzen (Mill. EUR) (Statistisches Bundesamt, 2017). (Eigene Darstellung)

Jahr 2015		Krankheitsdiagnosen (ICD-10)	
		ICD10-M54 Rücken-schmerzen	Insgesamt
Insgesamt	unter 15 Jahre	21	20267
	15 bis unter 30 Jahre	292	23375
	30 bis unter 45 Jahre	680	33700
	45 bis unter 65 Jahre	1880	92454
	65 bis unter 85 Jahre	1321	125337
	85 Jahre und mehr	299	43073
	Insgesamt	**4494**	**338207**

Das macht 10% der gesamten Krankheitskosten im Jahr 2015 aus.

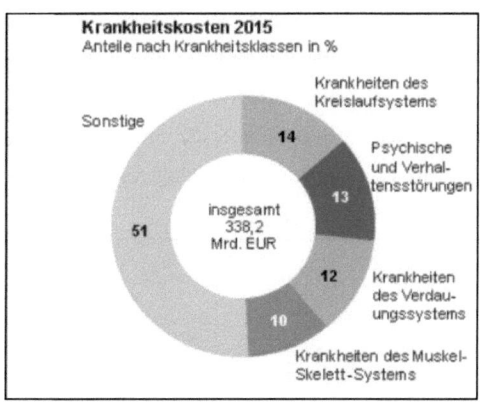

Abb. 2: Krankheitskosten 2015 (Statistisches Bundesamt, 2017)

Um diese Kosten zu minimieren wurden Leitlinien für evidenzbasierte Therapien erstellt. Eine dieser Leitlinie ist die EUROPEAN GUIDELINES FOR PREVENTION IN LOW BACK PAIN. Diese Leitlinie konzentriert sich vorrangig auf die Verringerung der Auswirkungen und die Konsequenzen von leichtem Rückenschmerz, insbesondere von rezidivierenden Rückenschmerzen (teilweise wiederkehrend, nicht eine Verschlimmerung von anhaltenden Kreuzschmerzen) (Burton et al. 2006, S. 2). Diese wird im Folgenden dargestellt.

1.4 Wirksamkeit

Tab. 3: Evidenzbasierung (Eigene Darstellung)

Fachgesellschaft	Europäisches Wissenschaftsnetzwerk COST
Publikationsjahr	2006
Titel der Leitlinie	EUROPEAN GUIDELINES FOR PREVENTION IN LOW BACK PAIN
Darstellung der zentralen evidenzbasierten Handlungsempfehlung zur Prävention	**Empfehlungen für die Gesamtbevölkerung** Zur Prävention von Krankenständen wegen Kreuzschmerzen und zur Verkürzung der Dauer neuerlicher Kreuzschmerzattacken wird körperliche Bewegung empfohlen. Nur wenn Schulungen über Rückenprobleme auf dem biopsychosozialen Schmerzmodell basieren, sollten sie berücksichtigt werden. Bei rezidivierenden (teilweise wiederkehrend) Kreuzschmerzen werden sehr intensive Programme, die sowohl Schulung von Fähigkeiten als auch körperliches Training verbinden empfohlen. (Burton et al. 2006, S. 3).

1.5 Zielgruppe

Im Nachfolgenden wird die Zielgruppe des Präventionskurses „Wirbelsäulengymnastik" dargestellt.

Tab.4: Zielgruppe (Eigene Darstellung)

Alter	30-59
Geschlecht	männlich/weiblich
Sozialstatus	Keine Angabe
Gesundheitsrisiken/-belastungen	• Tätigkeiten, die belastend einwirken • häufig sitzende Tätigkeiten • körperlich schwere Tätigkeiten • BMI bis 30 kg/m^2 (keine Adipositas)
Kontraindikatoren	• ein BMI von über 30 kg/m^2 • nicht in aktuell stattfindender Reha-Behandlung • keinen täglichen Alkohol- und Tabak-konsum • keine Vorerkrankungen • Neubildungen und chronische Erkrankungen sollten ausgeschlossen sein.

1.6 Ziele der Maßnahme

Nach den wissenschaftlichen Erhebungen und Empfehlungen der EUROPEAN GUIDELINES FOR PREVENTION IN LOW BACK PAIN wurden drei übergeordnete Ziele definiert:

• Stärkung der Muskulatur
• Steigerung der Beweglichkeit
• Reduktion von Bewegungsmangel bzw. Steigerung der sportlichen Aktivität

Der Präventionskurs „Wirbelsäulengymnastik" soll den Teilnehmer die Auswirkungen von Bewegungsmangels darlegen und die benötigten Fähigkeiten für die spätere Umsetzung vom körperlichen Training vermitteln.

Diese Kompetenzen werden in Form von Theorie- und Praxisschulungen im Beweglichkeitstraining und Krafttraining vermittelt. Der Empfehlung der EUROPEAN GUIDELINES FOR PREVENTION IN LOW BACK PAIN wird so entsprochen. Diese empfiehlt bei rezidivierenden (teilweise wiederkehrend) Rückenschmerzen intensive Programme anzubieten, „die einerseits die Schulung von Fähigkeiten als auch körperliches Training verbinden" (Burton et al. 2006, S. 3). Auch einzelne Studien zeigen, dass die Stärkung der Muskulatur gegen Rückenschmerzen helfen kann. Denn erst eine muskuläre stabilisierte Wirbelsäule garantiert einen optimalen Einsatz der Extremitäten. (Freiwald, 1989; zitiert nach Krämer, Wilcke, Krämer, 2005, S. 26-27). Ebenso gelingt durch zielgerichtetes Krafttraining und der daraus resultierenden Zunahme der Rumpfmuskulatur eine Reduzierung von lumbalen Rückenschmerzen (Leggett, 1992; Nelson, 1993; zitiert nach Krämer, Wilcke, Krämer, 2005, S. 26-27).

Eine weitere Empfehlung zur Prävention von leichten Rückenschmerzen ist die Reduktion von Bewegungsmangel bzw. der Steigerung von körperlicher Aktivität (Burton et al. 2006, S. 3). Körperliches Training ist nach Bourchard et al., (2012, S. 12) eine geplante, strukturierte und regelmäßig wiederholte Ausführung von körperlicher Aktivität. Somit ist Training eine Subkategorie der freizeitbezogenen körperlichen Aktivität.

Die Kombination von Muskelaufbau und Beweglichkeitstraining ist eine Komponente der körperlichen Aktivität. Auf Grund dessen sind die Reduktion von Bewegungsmangel bzw. die Steigerung der Beweglichkeit weitere wesentliche Ziele.

2 Inhaltliche-organisatorische Grobplanung des Kursprogrammes

Tab. 5: Inhaltliche-organisatorische Grobplanung des Kursprogrammes (Eigene Darstellung)

Kursinhalte	• Stärkung physischer Gesundheitsressourcen, speziell: Fitness, Kraft, Dehnfähigkeit, Koordinationsfähigkeit, Entspannungsfähigkeit. • Stärkung psychosozialer Gesundheitsressourcen speziell: Handlungs- und Effektwissen, Körperkonzept. • Verringerung und Minderung von Risikofaktoren. • Bewältigung von psychosomatischen Beschwerden und Missbefindenszuständen. • Aufbau von und Bindung an Gesundheit.
Kursdauer	8 Wochen
Kurseinheiten	1x in der Woche 90 min
Zeitaufteilung Information/Praxis	30 min Theorie, 60 min Praxis
Teilnehmerzahl	Max. 12 Teilnehmer
Benötigte Ressourcen	Offener, lichtdurchfluteter Raum mit hellen Farben eingerichtet, Musik, Wasserkästen, Besen/Kehrblech, Schreibtischstuhl, Tische, Widerstandsband, Skript zum Thema Beweglichkeit, Beamer, Siebenstufige Skala zur Ermittlung des subjektiven Belastungsempfindens, Matten, Gymnastikball, Igelbälle, Fragebogen, Handout, Testdurchführung und Auswertung der vereinfachte Muskelfunktionsüberprüfung
Kursleiter	Bachelor of Arts Gesundheitsmanager (m/w)
Kursanbieter	„See Park Health Club" DIN 33961 zertifiziertes Fitnessstudio im Premiumsegment.

3 Inhaltlich-methodische Detailplanung des Kursprogrammes

Tab. 6: Inhaltlich-methodische Detailplanung des Kursprogrammes (eigene Darstellung)

Woche: 1	Kurseinheit: KE1	Thema: Wer sind wir und was wollen wir?
Lernziele/- inhaltliche Theorie	**Lernziele:** Kennenlernen der Teilnehmer untereinander, Aufklärung, über Risikofaktoren von Rückenschmerzen. Bewusst werden über den Bewegungsmangel im Alltag. **Inhalte:** Vorstellung der Teilnehmer, Vorstellung des groben Verlaufs der nächsten acht Wochen. Das Thema Bewegungsmangel und dessen Folgen wird angeschnitten und eigene Erfahrungen werden diskutiert. Darstellung der Risiken von Bewegungsmangel.	
Lernziele/- inhaltliche Praxis	**Lernziel:** Gruppenzugehörigkeit fördern, Bewegung fördern, Erarbeitung des eigenen Bewegungsprofils anhand des Freiburger Fragebogens zur körperlichen Aktivitätsverhalten (FFKA). **Inhalt:** Alle Teilnehmer stellen sich in einem Kreis und sagen nacheinander ihren Namen. Zu jeder Silbe ihres Namens müssen sie eine Bewegung ausführen. Die Teilnehmer stellen nacheinander pantomimisch dar, wo sie arbeiten oder welcher Aktivität sie im Alltag häufig nachgehen. Die Kursteilnehmer erklären die Gründe für ihre Teilnahme und ihre Erwartungen an den Kurs. Die Teilnehmer füllen den Fragebogen (FFKA) aus und vergleichen ihre Werte mit den Empfehlungen der WHO (Empfehlung WHO: mind. 150 min/Woche moderat-intensive körperliche Aktivität) (WHO, 2010).	
Methodik	**Organisationsform:** Gruppenspiele, Vorstellungsrunde mit einem Kennenlernspiel. **Medien:** Powerpoint-Präsentation mittels Beamer über das Thema Bewegungsmangel. Freiburger Fragebogen zur körperlichen Aktivität.	

Woche:	Kurseinheit:	Thema:
2	KE2	**Bedeutung des Krafttrainings für die Rückenmuskulatur**

Lernziele/-inhaltliche Theorie	**Lernziele:** Anatomie des Körpers verstehen. Wissen erlangen über die positiven Eigenschaften von Krafttraining. Verständnis über das Zusammenspiel der Muskulatur erlangen. **Inhalt:** Einführung in die für den Krafttest benötigten Übungen. Beantwortung der Fragen: • Wie und wie oft trainiere ich richtig um meine Muskulatur zu aufzubauen. • Wie hilfreich ist Krafttraining um Rückenleiden zu verringern.
Lernziele/-inhaltliche Praxis	**Lernziel:** Ermittlung der subjektiven Belastungsgrenze; Eigenständige Durchführung der Kraftübungen. **Inhalt:** Unter Anwendung der subjektiven Belastungsskala wird in einem Krafttest das subjektive Belastungsempfinden ermittelt, siehe Anhang 1-2 (Boeckh-Behrens et al. 2002, modifiziert nach Eifler, 2014, S. 124). Die Übungen und Geräte sind so ausgewählt, dass sie auch in die weitere Trainingsplanung nach Beendigung des Präventionskurses mit eingebunden werden können. Nach der siebenstufigen Skala von Boeckh-Behrens et al., (2002; zitiert nach Eifler, 2014, S. 124) ist die Gewichtsbelastung der Kursteilnehmer so zu wählen, dass ihr subjektives Belastungsempfinden einem Wert zwischen „mittel" und „schwer" auf der Skala (Stufe 4-6, grau schattiert) entspricht. Dementsprechend muss das Testgewicht so gewählt werden, dass das Abbruchkriterium in der Trainingsserie bei etwa 15 plus minus 3 Wiederholungen erreicht wird. Nach der Absolvierung des ersten Testsatzes sollen die Teilnehmer in sich hineinhorchen und ihre Empfindungen formulieren. Schafft der Teilnehmer laut dem subjektiven Eindruck eine Steigerung des Gewichts, so wird ein weiterer Testsatz mit einer höheren Belastung durchgeführt. Schafft der Teilnehmer an der Grenze der subjektiven Belastung gerade noch 15 Wiederholungen, so ist das maximal erreichbare Gewicht ermittelt.

Methodik	**Organisationsform**: Sitzkreis, Zirkeltraining
	Medien: PowerPoint-Präsentation mittels Beamer über das Thema Anatomie des Rückens, Handout ausgeben.
	Hilfsmittel: Matten, Beinpresse, Brustpresse horizontal an der Maschine. Siebenstufige Skala zur Ermittlung des subjektiven Belastungsempfindens, (Boeckh-Behrens et al. 2002, modifiziert nach Eifler, 2014, S. 124), Tabelle zur Ermittlung des Subjektiven Belastungsempfindens, siehe Anhang 1-2.
	Latzug vertikal an der Rückenzugmaschine, Rudern horizontal an der Maschine, Hyperextensions an der Maschine, Rumpfrotation an der Maschine, Rumpfbeugung vertikal an der Rückenzugmaschine, Rudern horizontal an der Maschine, Hyperextensions an der Maschine, Rumpfrotation an der Maschine, Rumpfbeugen an der Bauchmaschine.

Woche:	Kurseinheit:	Thema:
3	KE 3	**Kraftübungen für zu Hause oder auf der Arbeit**
Lernziele/-inhaltliche Theorie	**Lernziel:** Erlernen eines gerätefreien Trainings und des Kleingerätetrainings. **Inhalt:** Kennenlernen verschiedener Kraftübungen mit dem eigenen Körpergewicht oder mit Kleingeräten. Beachtenswerte Aspekte.	
Lernziele/-inhaltliche Praxis	**Lernziel:** Erlernen und durchführen von Übungen mit dem eigenem Körpergewicht. Erlernen und durchführen von Gymnastikübungen mit Kleingeräten. **Inhalt:** Vermittlung von Trainingsinhalten, praktische Ausführung	
Methodik	**Organisationsform:** Gruppentraining, Partnerübungen **Hilfsmittel:** Matten, Musik, Gymnastikball, Gewichte (1L-Wasserflachen) Widerstandsband	

Woche:	Kurseinheit:	Thema:
4	KE 4	**Wie steigere ich meine Beweglichkeit und Koordination**

Lernziele/-inhaltliche Theorie	**Lernziel:** Verständnis übermitteln über die Wichtigkeit von Beweglichkeit. **Inhalt:** Kennenlernen verschiedener Dehnmethoden und ihre Vor- und Nachteile besprechen.
Lernziele/-inhaltliche Praxis	**Lernziel:** Wahrnehmung der eigenen Beweglichkeit. **Inhalt:** Beweglichkeitstestung, siehe Anhang 3-4: Es wird eine vereinfachte Muskelfunktionsüberprüfung in Anlehnung an Janda (2000; zitiert nach Eifler, 2016, S. 48) durchgeführt, um eine Beweglichkeitsdiagnostik für die Probanden zu erstellen. Ziel des Tests ist die Erfassung von Beweglichkeitsdefiziten. Bei diesem Verfahren wird, in drei Stufen unterteilt, das Ausmaß des maximalen Gelenkwinkels ermittelt. Erlernen von Beweglichkeitsübungen sowie Koordinationsübungen. Eigenständige Durchführung der erlernten Übungen, um sie in den Alltag zu integrieren.
Methodik	**Organisationsform:** Gruppentraining, Partnerübungen **Medien:** Skript zum Thema Beweglichkeit **Hilfsmittel:** Testdurchführung und Auswertung der vereinfachte Muskelfunktionsüberprüfung in Anlehnung an Janda, siehe Anhang 3-4 (Janda, 2000; zitiert nach Eifler, 2016, S. 48). Behandlungsliege oder Tisch

Woche: 5	Kurseinheit: KE 5	Thema: Verhaltens Prävention
Lernziele/- inhaltliche Theorie	**Lernziel:** Ratschläge für den Alltag vermitteln. Theoretisches Erlernen von rückengerechtem Umgang in Alltagssituationen. **Inhalt:** Selbstreflektion, Aufdeckung von alltäglichen Risikofaktoren und Ratschläge zur Beseitigung dieser.	
Lernziele/- inhaltliche Praxis	**Lernziel:** Erlernen und durchführen von rückengerechtem Heben und Tragen von Lasten; Darlegung von Risikofaktoren während der Hausarbeit, Schlafen, stehende Tätigkeiten, sitzende Tätigkeiten. **Inhalt:** Rückengerechtes Wasserkastenheben und 5m Tragenlassen, Praktische Durchführung und Korrektur der Haltung während des Staubsaugens, Fegen und Zusammenkehrens, Schreibtischarbeit, weitere individuelle berufsbedingte Arbeiten. Übungen mit dem eigenem Körpergewicht und Dehnübungen der letzten Kurseinheiten werden wiederholt durchgeführt.	
Methodik	**Organisationsform:** Gruppentraining, Partnerübungen, Sitzkreis **Hilfsmittel:** Matten, Gymnastikball, Wasserkästen, Kehrblech, Tische, Stühle	
Woche **6**	**Kurseinheit** **KE 6**	**Thema** **Entspannung Teil I** Entspannung an der frischen Luft
Lernziele/- inhaltliche Theorie	**Lernziel:** Theorie des gesunden Laufens erlernen. **Inhalt:** Aufzeigen der Risiken bei falscher Kraftverteilung auf den Fuß.	
Lernziele/- inhaltliche Praxis	**Lernziel:** Erlernen der 3-Punkt Belastung **Inhalt:** Während eines Spaziergangs im Wald wird die Ausführung der 3-Punkt-Belastung trainiert.	
Methodik	**Organisationsform:** Gruppentraining **Medien:** Bild der 3-Punkt-Belastung.	

Woche:	Kurseinheit:	Thema:
7	KE 7	Entspannung Teil II
Lernziele/- inhaltliche Theorie	**Lernziel:** Erlernen von weiteren Entspannungstechniken. **Inhalt:** Einführung in die Wirkungsweise der progressive Muskelentspannung; Triggerpunkte; Erlernung von Entspannungstechniken am Arbeitsplatz; Erlernen der Droschkenkutscherhaltung.	

Lernziele/-
inhaltliche
Praxis
	Lernziel: Selbstreflektion, wie entspanne ich am besten?
	Inhalt: Praktisches Erläutern verschiedener Methoden zur Entspannung.
	   • Massage der Trigger-Punkte mit Igelbällen.
	   • Durchführen einer Progressive Muskelentspannung.
	   • Erläuterung der Droschkenkutscherhaltung.	

Methodik	**Organisationsform:** Gruppenübung **Hilfsmittel:** Igelbälle, Matten, Musik, Stühle, Tische	
Woche:	**Kurseinheit:**	**Thema:**
8	KE 8	Feedbackrunde & Re-Test
Lernziele/- inhaltliche Theorie	**Lernziel:** Erkenntnisse nach 8 Wochen **Inhalt:** Selbstreflektion: Was habe ich gelernt? Habe ich mich in den 8 Wochen verbessert? Reflexion und vergleichen der Testergebnisse mit Woche 1.	
Lernziele/- inhaltliche Praxis	**Lernziel:** Erspüren und Messung der Fortschritte. **Inhalt:** Praktische Wiederholung des Krafttests, und Wiederholung der Beweglichkeitstestung. Wiederholung des Fragebogens (FFKA).	

Woche:	Kurseinheit:	Thema:
8	KE 8	Feedbackrunde & Re Test
Methodik	**Organisationsform:** Partnerarbeit, Sitzkreis **Medien:** Test und Auswertung der vereinfachte Muskelfunktions-überprüfung in Anlehnung an Janda (2000; zitiert nach Eifler, 2016, S. 48). FFKA (modifiziert nach Fuchs et al., 2013). **Hilfsmittel:** Matten, Beinpresse, Brustpresse horizontal an der Maschine, Latzug vertikal an der Rückenzugmaschine, Rudern horizontal an der Maschine, Hyperextensions an der Maschine, Rumpfrotation an der Maschine, Rumpfbeugen an der Bauchmaschine, Tisch oder Behandlungsliege.	

4 Dokumentation und Evaluation des Kursprogrammes

Tab. 7: Dokumentation und Evaluation des Kursprogrammes (Eigene Darstellung)

	Interventionsziel I	Interventionsziel II	Interventionsziel III
Übergeordnetes Kursziel	Stärkung der Muskulatur	Steigerung der Beweglichkeit	Reduktion von Bewegungsmangel bzw. Steigerung der sportlichen Aktivität
Messbares Interventionsziel	Senkung der Einstufung des Kunden um eine Stufe auf der siebenstufigen Skala zur Ermittlung des subjektiven Belastungsempfindens, siehe Anhang 1 (Eifler, 2014, S. 124 modifiziert	Senkung der Einteilung der Muskelgruppen auf mind. Stufe 1 des Muskel-Funktionstest in Anlehnung an Janda, Siehe Anhang 4 (Janda, 2000; zitiert nach Eifler,	Steigerung der körperlichen Aktivität mit moderater Intensität (3-6 MET) auf mind. 150 min pro Woche, siehe Anhang 7. (modifiziert nach ACM, 2014a, S.4)

	nach Boeckh-Behrens et al. 2002)	2016, S. 48)	
Zielindikator	Kraft steigern	Beweglichkeit steigern	Aktivität steigern
Erhebungs-methode	Krafttestung	Beweglichkeitsdiagnostik	standardisierte schriftliche Befragung
Erhebungs-instrument	Siebenstufige Skala zur Ermittlung des subjektiven Belastungsempfindens, siehe Anhang 1-2 (Eifler, 2014, S. 124 Modifiziert nach Boeckh-Behrens et al. 2002).	Vereinfachte Muskelfunktionsüberprüfung in Anlehnung an Janda, siehe Anhang 3-4 (Janda, 2000; zitiert nach Eifler, 2016, S. 48	Freiburger Fragebogen (FFKA), Kurzform, siehe Anhang 5-7 (modifiziert nach Fuchs et al., 2013).
Messzeitpunkte (t)	Woche 1 Woche 8	Woche 2 Woche 8	Woche 1 Woche 8

5 Literaturverzeichnis

Badura, B., Ducki, A., Schröder, H., Klose, J., Meyer, M. (Hrsg.). (2016). *Fehlzeiten-Report 2016 Unternehmenskultur und Gesundheit - Herausforderungen und Chancen.* Heidelberg: Springer.

Blair, S. N. (2009). *Physical Inactivity: the biggest public health problem of the the 21st centrury). British journal of sporrts medicine,* 43 (1), 1-2.

BKK Dachverband. (2016). *Anteil der häufigsten Krankheitsarten in Deutschland in den Jahren 2011 bis 2015.* Zitiert nach de.statista.com. Zugriff am 10.11.2017. Verfügbar   unter https://de.statista.com/statistik/daten/studie/187969/umfrage/anteil-der-haeufigsten-krankheitsarten-in-deutschland/

Burton, A. K., Balagué, F., Cardon, G., Eriksen, H., Henrotin, R. Y., Lahad, A. et al. (2006). Chapter 2 European guidelines for prevention in low back pain. *Euro pean Spine Journal, 15* (2), 136– 168.

DAK-Gesundheit. (2016). *Anteile der wichtigsten Einzeldiagnosen an Arbeitsunfähigkeitstagen und -fällen in Deutschland im Jahr 2016.* Zitiert nach de.statista.com. Zugriff am 10.11.2017. Verfügbar unter https://de.statista.com/statistik/daten/studie/254118/umfrage/anteile-der-zehn-wichtigsten-krankheitsarten-an-den-arbeitsunfaehigkeitstagen/.

Eifler, C. (2014). *Studienbrief Trainingslehre I.* Saarbrücken: Deutsche Hochschule für Prävention und Gesundheitsmanagement.

Eifler, C. (2016). *Studienbrief Trainingslehre III.– Gesundheitsorientiertes Beweglich-keits- und Koordinationstraining.* Saarbrücken: Deutsche Hochschule für Prä vention und Gesundheitsmanagement.

Franzkowiak, P., Sabo, P. (Hrsg.). (1993): *Dokumente der Gesundheitsförderung. Reihe „ Blickpunkt Gesundheit"* Mainz: Peter Sabo.

Fuchs, R., Klaperski, S., Gerber, M. & Selig, H. (20013). Messung der Beweguns- und Sportaktivität: Der BSA-Fragebogen, Freiburgi BR.

Krämer, J. Wilcke, A. Krämer, R. (2005) *Wirbelsäule und Sport. Empfehlungen von Sportarten aus orthopädischer und sportwissenschaftlicher* Sicht. Köln: Deut sche Ärzte Verlag.

Vuori, I. (2001). Dose-response of physical activity and low back pain, osteoarthritis, and osteoporosis. *Medicine & Science in Sports & Exercise,* (33), S. 551–586.

Schmidt, C. (2013). *Evaluierung des Täglichen Würzburger Bewegungsaktivitätsfragebogens (TWB) anhand von Patienten 5 Jahre nach Knietotalendoprothesenimplantation.* Dissertation, Julius-Maximilians-Universität. Würzburg

Statistisches Bundesamt. (2017). *Krankheitskosten: Deutschland, , Krankheitsdiagnosen (ICD-10), Geschlecht, Altersgruppen Krankheitskostenrechnung Deutschland Krankheitskosten (Mill. EUR).* Zugriff am 05. 11 2017. Verfügbar unter https://www-genesis.destatis.de/genesis/online;jsessionid=B779F7F8E9CB6845045CF863C7 25A1DA.tomcat_GO_1_1?operation=previous&leve

World Health Organization. (2010). Global recommendations on physical activity for health. Geneva: World Health Organization.

6 Tabellenverzeichnis

7 Abbildungsverzeichnis

7.1 Anhang 1: Siebenstufige Skala zur Ermittlung des Subjektiven Belastungsempfindens

Stufe	subjektives Belastungsempfinden
1	sehr leicht
2	leicht
3	leicht bis mittel
4	mittel
5	mittel bis schwer
6	schwer
7	sehr schwer

Siebenstufige Skala zur Ermittlung des Subjektiven Belastungsempfindens: (Eifler, 2014, S. 124 Modifiziert nach Boeckh-Behrens et al., 2002)

7.2 Anhang 2: Tabelle zur Ermittlung des Subjektiven Belastungsempfindens

Tab. 5: Darstellung der Testergebnisse (eigene Darstellung)

Übungen	Wdhl.	1. Test-satz	2. Test-satz	3. Test-satz	Ergebnis
Beinpresse					
Brustpresse horizontal an der Maschine					
Latzug vertikal an der Rückenzugmaschine					
Rudern horizontal an der Maschine					
Hyperextensions an der Maschine					
Rumpfrotrotation an der Maschine					
Rumpfbeugen an der Bauchmaschine					

7.3 -Anhang 3: Durchführung der vereinfachten Beweglichkeitstestung (Muskelfunktionsüberprüfung) in Anlehnung an Janda (2000; zitiert nach Eifler, 2016, S. 48)

Testung Brustmuskulatur (M. pectoralis major)

Die Probandin liegt mit dem Rücken auf einer Behandlungsliege. Zur Fixierung des Beckens sind beide Beine angewinkelt, denn ein Anheben des Beckens manipuliert das Testergebnis. Der zu testende Arm ist im Ellenbogengelenk um 90° angewinkelt. Das Schultergelenk ist abduziert und außenrotiert. Gemessen wird die Position des Oberarmes zur Horizontalen (Janda, 2000; zitiert nach Eifler, 2016, S. 49).

Testung Hüftbeugemuskulatur (speziell M. illiopsoas)

Die Testung beginnt ebenfalls in Rückenlage auf einer Behandlungsliege. Es ist darauf zu achten, dass das Gesäß mit der Behandlungsliege abschließt. Die Probandin zieht ein Bein zum Oberkörper heran, während das andere Bein locker herunterhängt. Beobachtet wird die Position des freien Oberschenkels im Verhältnis zur Körperlängsachse (Hüftbeugewinkel) (Janda, 2000; zitiert nach Eifler, 2016, S. 50).

Testung Kniestreckmuskulatur (speziell M. rectus femoris)

Der Testung beginnt wie im vorherigen Abschnitt beschrieben. Die Probandin zieht ein angewinkeltes Bein soweit es geht zum Oberkörper heran. Mit einer maximal möglichen Hüftextension wird das Gegenbein mit Hilfe des Trainers fixiert und danach in einen maximal möglichen Kniebeugewinkel geführt. Während der Übung muss das Becken fixiert bleiben, da eine Hyperlordose das Testergebnis manipuliert. Für den Test relevant ist der Winkel zwischen Unterschenkel und Oberschenkel (Kniebeugewinkel) (Janda, 2000; zitiert nach Eifler, 2016, S. 51).

Testung Kniebeugemuskulatur (Mm. Ischiocruales)

Die Testung beginnt in Rückenlage auf einer Behandlungsliege. Ein Bein ist angewinkelt und auf der Behandlungsliege aufgestellt. Vom Trainer wird nun das andere Bein mit gestrecktem Kniegelenk in eine maximale Hüftflexion geführt. Der Winkel zwischen Beinachse und Longitudinalachse gilt als Messbereich (Janda, 2000; zitiert nach Eifler, 2016, S. 52).

Testung Wadenmuskulatur (Mm. Triceps surae)

Die Testung beginnt in Rückenlage auf einer Behandlungsliege. Das nicht zu testende Bein wird aufgestellt und das zu testende Bein wird gestreckt. Die untere Hälfte des Beins hängt frei und hat somit keinen Kontakt zur Behandlungsliege. Mit einer Hand stützt der Trainer das Bein an der Ferse. Die Fußaußenkante wird mit der anderen Hand fixiert. Ein Daumen drückt am äußeren Rand des Vorfußes zum Schienbein hin, während die andere Hand die Ferse durch einen Zug distalwärts lenkt. Gemessen wird der mögliche Winkel der Dorsalextension (Janda, 2000; zitiert nach Eifler, 2016, S. 53).

7.4 Anhang 4: Bewertung der Testergebnisse nach Janda

Tab.3: Testauswertung (Janda, 2000; modifiziert nach Eifler, 2016, S. 49-53)

Muskelgruppe	Normwerte	Einstufung
Brustmuskulatur (M. pectoralis major)	**Stufe 0**: keine Beweglichkeitsdefizite; der Oberarm erreicht die Horizontale, der Oberarm kann durch leichten Druck des Testers unter die Horizontale bewegt werden. **Stufe 1**: Leichte Beweglichkeitsdefizite; der Oberarm erreicht die Horizontale durch Druck des Testers. **Stufe 2**: Deutliche Beweglichkeitsdefizite; der Oberarm erreicht auch durch Druck des Testers nicht die Horizontale.	**rechts:** **links:**
Hüftbeugemuskulatur (M. iliopsoas)	**Stufe 0**: keine Beweglichkeitsdefizite; der Oberschenkel erreicht die Horizontale; der Oberschenkel kann durch Druck des Testers unter die Horizontale bewegt werden. **Stufe 1**: leichte Beweglichkeitsdefizite; leichte Hüftbeugestellung; der Oberschenkel kann durch Druck des Testers bis zur Horizontalen bewegt werden. **Stufe 2**: Deutliche Beweglichkeitsdefizite; auch durch Druck des Testers erreicht der Oberschenkel die Horizontale nicht.	**rechts:** **links:**
Kniestreckmuskulatur (M rectus femoris)	**Stufe 0**: keine Beweglichkeitsdefizite; der Unterschenkel hängt senkrecht herab; durch Druck des Testers ist es möglich den Kniebeugewinkel zu verringern. **Stufe 1**: Leichte Beweglichkeitsdefizite; der Unterschenkel ist leicht nach vorne gestreckt; es ist möglich durch Druck des Testers einen 90°-Kniebeugewinkel zu erreichen. **Stufe 2** Deutliche Beweglichkeitsdefizite; der Unterschenkel ist stark nach vorne gestreckt;	**rechts:** **links:**

	ein 90°-Kniebeugewinkel ist auch durch Druck des Testers nicht möglich.	
Kniebeugemuskulatur (M. ischiocurales)	**Stufe 0**: Keine Beweglichkeitsdefizite; es ist eine Flexion im Hüftgelenk im Umfang von 90° erreichbar. **Stufe 1**: Leichte Beweglichkeitsdefizite; es ist eine Flexion im Hüftgelenk im Umfang von 80–90° erreichbar. **Stufe 2**: Deutliche Beweglichkeitsdefizite; es ist eine Flexion im Hüftgelenk bis unter 80° erreichbar.	**rechts**: **links**:
Wadenmuskulatur (Mm. triceps surae)	**Stufe 0**: Keine Beweglichkeitsdefizite; es ist eine Dorsalextension bis mindestens zur 0°-Stellung erreichbar. **Stufe 1**: Leichte Beweglichkeitsdefizite; die 0° Stellung wird nicht erreicht; eine Dorsalextension ist dennoch erreichbar. **Stufe 2**: Deutliche Beweglichkeitsdefizite; es ist eine Dorsalextension nur bis 10° unterhalb der 0°-Stellung erreichbar.	**rechts**: **links**:

7.5   Anhang 5: Freiburger Fragebogen zur körperlichen Aktivität

Fragebogen zum körperlichen Aktivitätsverhalten (FKA)

Teil 1: Körperliche Aktivität im Alltag

Bei den folgenden Fragen geht es um Ihre körperliche Aktivität im Alltag, das heißt, zur Fortbewegung, um von einem Ort zum anderen zu gelangen (z.B. zu Fuß gehen, mit dem Rad fahren), um körperlich abstrengende Haus- und Gartenarbeit, sowie um sonstige körperliche anstrengende Aktivitäten (außer Sport), siehe nachfolgender Teil 2).

1)   Wie oft und wie lange üben Sie normalerweise die folgenden körperlichen Aktivitäten pro Woche aus? Denken Sie an eine typische Woche.

Art der körperlichen Aktivität	Häufigkeit	Dauer	Keine Ausübung
Zu Fuß zur Arbeit gehen (auch Teilwege)	an ___ Tagen pro Woche	ca. ___ min pro Tag	O mache ich nicht
Zu Fuß einkaufen gehen	an ___ Tagen pro Woche	ca. ___ min pro Tag	O mache ich nicht
Spazierengehen	an ___ Tagen pro Woche	ca. ___ min pro Tag	O mache ich nicht
Mit dem Fahrrad zur Arbeit fahren	an ___ Tagen pro Woche	ca. ___ min pro Tag	O mache ich nicht
Mit dem Fahrrad zum Einkaufen fahren	an ___ Tagen pro Woche	ca. ___ min pro Tag	O mache ich nicht
Mit dem Fahrrad zu sonstigen Anlässen fahren (z.B. Ausflug, nicht sportlich ambitioniert)	an ___ Tagen pro Woche		
Körperlich anstrengende Haushaltsaktivitäten (z.B. Putzen, Straße fegen)	an ___ Tagen pro Woche		
Körperlich anstrengende Gartenarbeit (z.B. Umgraben, Laubrechen, Holz hacken)	an ___ Tagen pro Woche		

Fragebogen zur Erfassung der körperlichen Aktivität (FFKA)-Teil I (modifiziert nach Fuchs et al., 2013)

7.6 Anhang. 6. Freiburger Fragebogen Teil II

Teil 2: Sportliche Aktivität

| 2) | Waren Sie in den letzten 4 Wochen sportlich aktiv? | ☐ Ja | ☐ Nein ⇒Ende der Befragung |

3)a)	Welche sportlichen Aktivität/en haben Sie regelmäßig ausgeübt (z.B. Walking, Radfahren, Schwimmen, Krafttraining)?

Bitte geben Sie möglichst genau die Art der sportlichen Aktivität an (z.B. Radfahren draußen oder auf einem Fahrradergometer; beim Schwimmen: Schwimmstil; bei Fitnesskursen die genaue Kursbezeichnung: z.B. Aerobic, Pilates, Yoga, etc.; beim Ausdauertraining auf einem Cardiogerät die Art des Gerätes: z.B. Stepper, Crosstrainer; beim Krafttraining: z.B. Maschinentraining oder Freihanteltraining)

Geben Sie bitte für jede von Ihnen ausgeübte Aktivität jeweils auch die Häufigkeit pro Woche und die durchschnittliche Aktivitätsdauer in Minuten an.

Bitte berücksichtigen Sie nur die reine Aktivitätszeit ohne Wegezeiten, Duschen etc.

	Ausgeübte sportliche Aktivität	Häufigkeit/Woche	Dauer/Einheit
A	_____	an ___ Tagen pro Woche	ca. ___ min
B	_____	an ___ Tagen pro Woche	ca. ___ min
C	_____	an ___ Tagen pro Woche	ca. ___ min
D	_____	an ___ Tagen pro Woche	ca. ___ min
E	_____	an ___ Tagen pro Woche	ca. ___ min

3)b)	Wie anstrengend waren/war dabei normalerweise die angegebene/n sportliche/n Aktivität/en für Sie?

Schätzen Sie ihren Anstrengungsgrad auf einer Skala von 1 (=sehr leicht) bis 10 (=maximal anstrengend) ein. Bitte kreuzen Sie für jede von Ihnen ausgeübte Sportaktivität den zutreffenden Anstrengungsgrad ein. Beachten Sie bei der Beantwortung die Einhaltung der chronologischen Reihenfolge ihrer Aktivitätsnennungen bei Aufgabe 3)a).

Persönlicher Anstrengungsgrad

	sehr leicht	leicht		etwas anstrengend			anstrengend		sehr anstrengend	maximal anstrengend
Sportaktivität A:	o 1	o 2	o 3	o 4	o 5	o 6	o 7	o 8	o 9	o 10
Sportaktivität B:	o 1	o 2	o 3	o 4	o 5	o 6	o 7	o 8	o 9	o 10
Sportaktivität C:	o 1	o 2	o 3	o 4	o 5	o 6	o 7	o 8	o 9	o 10
Sportaktivität D:	o 1	o 2	o 3	o 4	o 5	o 6	o 7	o 8	o 9	o 10
Sportaktivität E:	o 1	o 2	o 3	o 4	o 5	o 6	o 7	o 8	o 9	o 10

Freiburger Fragebogen zur körperlichen Aktivität Teil II

7.7 Anhang: 7 Energieverbrauch in MET

Intensität	MET	Beispiel
leicht (light)	< 3	Spazierengehen (2.8 MET)
moderat (moderate)	3-<6	Walking (6,4 km/h) (5.0 MET)
anstrengend (vigorous)	≥ 6	Jogging (8 km/h) (8.3 MET)

Absolute Intensitäten für körperliche Aktivität (ACM, 2014a, S.4 modifiziert nach Morsch, 2017, S.70)

Morsch, A. (20017) *Studienbrief Konzepte und Strategien der individuellen Gesundheitsförderung.* Saarbrücken: Deutsche Hochschule für Prävention.

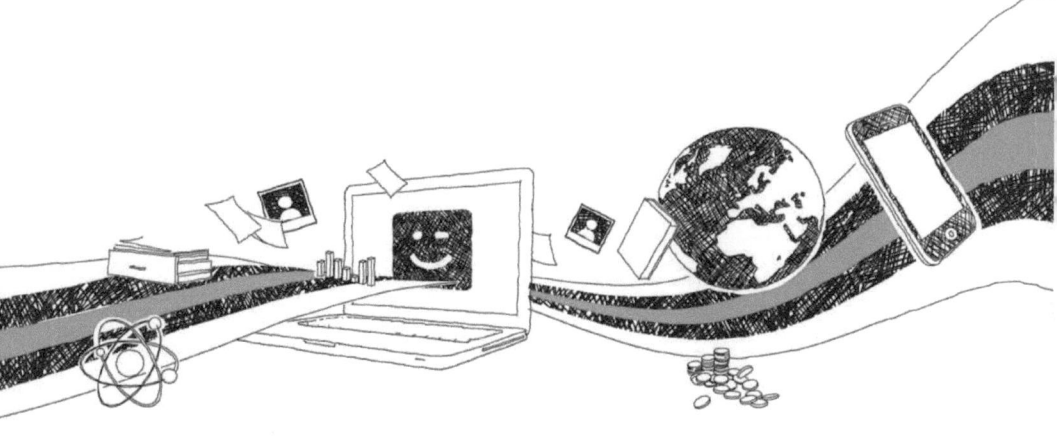
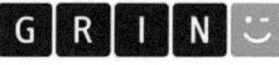